PUBLICATIONS DU *PROGRÈS MÉDICAL*

I

STOMATITE ET ENDOCARDITE
INFECTIEUSES

II

LOCALISATION CÉRÉBRALE

DANS UN CAS

D'OSTÉITE SYPHILITIQUE DU CRANE

PAR

E. BRISSAUD

PARIS

AUX BUREAUX DU
PROGRÈS MÉDICAL
14, rue des Carmes, 14

A. DELAHAYE & E. LECROSNIER
ÉDITEURS
Place de l'Ecole de Médecine.

1886

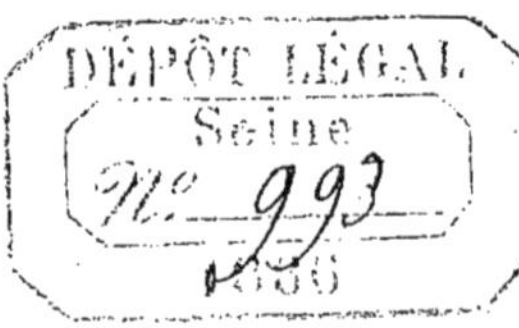

STOMATITE ET ENDOCARDITE

INFECTIEUSES

Il n'existe peut-être pas une seule maladie aiguë, même parmi celles qui ne sont qu'accidentelles et traumatiques, au cours de laquelle on ne puisse voir s'installer plus ou moins sournoisement l'appareil symptomatique d'une endocardite infectieuse. Les fièvres dites essentielles, les pyrexies, les fébri-phlegmasies, les septicémies primitives ou secondaires sont, de beaucoup, les conditions étiologiques les plus favorables à cette complication. Mais comme chacun de ces états morbides antérieurs est, à un moment donné, capable de révéler son génie infectieux par une endocardite aiguë (végétante ou ulcéreuse) ; comme, en outre, celle-ci a certaines localisations de prédilection selon ses facteurs pathogéniques ; enfin, comme elle ne se déclare que très exceptionnellement à titre de maladie indépendante et autonome, et seulement chez les affaiblis ou les cachectiques, on en est venu peu à peu à douter de la spécificité univoque de l'endocardite ulcéreuse des auteurs ; et même, à l'heure actuelle, on a quelque tendance à l'envisager comme une simple complication anatomique, comme une détermination cardio-valvulaire d'une quantité d'états fébriles infectieux très différents les uns des autres.

Si cette opinion est fondée, la similitude ou tout au moins l'analogie des lésions, dans des états morbides parfaitement distincts, serait donc imputable, non plus à un agent septique, toujours identique à lui-même et constant dans ses effets, mais à un simple procédé de réaction de l'endocarde, invariable et en quelque sorte commandé par la structure de cette membrane.

Il est inutile, à propos d'un cas isolé, d'énumérer la série des maladies en quelque sorte pathogènes ou efficientes de l'endocardite infectieuse. Sous ce rapport, tout a été observé et décrit. Mais, à côté des états fébriles déterminés et classés qui relèvent d'une cause spécifique bien connue, et qui, à ce titre, sont capables d'endocardite végétante ou ulcéreuse, il existe d'autres états morbides non classés ou mal déterminés, qui font retour à l'ancienne catégorie des fièvres putrides, et dans lesquels l'endocardite infectieuse apparaît encore non pas comme une localisation indispensable, mais comme une complication possible et alors presque toujours fatale.

Voici un de ces cas où une septicémie encore innommée, très différente de celle qui caractériserait la soi-disant *endocardite ulcéreuse spontanée*, a fait naître des végétations valvulaires et donné lieu à des accidents viscéraux multiples qui se sont terminés par la mort.

Anne D..., âgée de 55 ans, entre à l'hôpital Tenon, salle Laënnec, n° 6, le 29 octobre 1884. C'est une femme de taille moyenne et non dépourvue d'embonpoint, mais d'une pâleur étrange, tirant un peu sur le jaune ictérique. Il y a quelques jours elle a été prise d'un gonflement de la joue et du cou du côté droit, en d'autres termes d'une « *fluxion* » avec gêne des mouvements de mastication. Assez rapidement ce gonflement et la douleur qui l'accompagnait augmentèrent au point d'empêcher la déglutition ; la muqueuse buccale devenait en même temps très sensible, très rouge, et la malade, quoique non fébricitante, était admise à l'hôpital, où l'on constatait ce qui suit :

Le 30 *octobre*, la région sous-maxillaire droite, la joue,
l'angle de la mâchoire et la partie moyenne de la région sterno-
mastoïdienne forment une large voussure tendue, rouge, œdé-
mateuse, qui fait penser immédiatement à un adéno-phlegmon.
La bouche n'est ouverte qu'à grand'peine ; la langue est tumé-
fiée, empâtée. On n'aperçoit que très difficilement le fond de la
gorge qui est d'un rouge sombre, surtout à droite, mais dé-
pourvu d'exsudat. A l'examen du vestibule buccal on recon-
naît un dépôt de matière plâtreuse à la sertissure des dents
inférieures, sans perte de substance de la muqueuse. Il ne
s'agit évidemment que d'une accumulation de tartre et d'épi-
thélium ; d'ailleurs, à la face interne des gencives, il en existe
autant. Mais au-dessous de la langue on découvre encore
quelque chose d'analogue et qui est plus important. Toute la
partie droite du repli du plancher de la bouche est rouge, bour-
souflée, et bordée d'une crête grisâtre, d'apparence pseudo-
membraneuse et très adhérente. Ce liseré paraît indiquer un
commencement de gangrène du repli muqueux. Du reste
l'haleine a une fétidité repoussante ; les dents sont déchaus-
sées et peu solides. Et tout cela s'est produit dans l'espace de
quelques jours.

Il était bien vraisemblable que le phlegmon ou la menace de
phlegmon sous-maxillaire avait pour cause cette singulière
stomatite pseudo-gangréneuse. Quant à l'origine de celle-
ci, ni les renseignements fournis par la malade, ni les caractères de la lésion n'étaient de nature à nous édifier. En tout cas,
le plus pressé était de déterger la muqueuse buccale et de
combattre la tendance à la mortification. Il fut convenu que
la malade se laverait la bouche fréquemment, toutes les heures
au moins, tantôt avec une décoction forte de guimauve, tantôt
avec de l'eau tiède additionnée de quelques gouttes de teinture
de benjoin. Sur la moitié droite de la face et du cou on appliqua
un large cataplasme et, pour toute médication interne, on
donna une potion au chlorate de potasse.

Ce traitement produisit une amélioration sensible dans l'état
de la muqueuse buccale ; l'œdème inflammatoire de la langue,
de la gencive, du repli du plancher de la bouche diminua en
quatre ou cinq jours. La crête grisâtre du pli muqueux su-
blingual s'élimina par petits fragments, ce qui fut la confir-
mation de notre diagnostic de stomatite gangréneuse superficielle. En même temps la rougeur de la peau se localisait dans
la région sous-maxillaire et annonçait l'ouverture prochaine, à
ce niveau, d'une collection purulente. Une ponction au bistouri prévint l'issue spontanée du pus. La quantité qui s'en
écoula fut d'ailleurs très faible. A partir de ce moment l'œdème
diminua vite. Les mouvements de déglutition redevinrent fa-

ciles, et, l'appétit hâtant la convalescence, on pouvait espérer une prompte guérison.

Le 10 novembre, apparurent de la diarrhée et des vomissements, sans cause saisissable, avec quelques frissons passagers. Dès le lendemain l'abattement, l'anorexie, la coloration jaune du tégument, l'altération profonde des traits nous faisaient soupçonner une complication grave. Mais il n'y avait pas du tout de fièvre ; la température oscillait autour du niveau normal et le pouls restait lent et régulier. Par acquit de conscience nous auscultons la malade et, à notre grand étonnement, nous entendons, au sommet du poumon droit, un souffle tubaire d'une intensité exceptionnelle, parfaitement limité au tiers supérieur, sans accompagnement de râles.

Le 12 et le 13 novembre, l'état local est le même ; mais, quoiqu'il n'y ait pas trace de fièvre, quoique la respiration soit parfaitement libre et facile, l'état général n'a fait qu'empirer. La diarrhée et les vomissements persistent ; la prostration, la sécheresse de la langue, l'anorexie absolue, l'anéantissement complet des forces, l'amaigrissement rapide caractérisent une cachexie aiguë.

Le 14, au matin, les signes physiques de l'induration pneumonique n'ont pas varié ; les râles sont rares ; l'expectoration manque ainsi que la dyspnée ; la température est normale, le pouls est régulier et non accéléré, mais la diarrhée augmente et se complique de mélœna. |Enfin, l'auscultation cardiaque qui jusqu'à ce jour n'avait fourni aucun indice morbide, laisse entendre un très léger souffle systolique de la pointe. Les toniques à forte dose et les anti-diarrhéiques, prescrits depuis trois jours déjà, sont absolument inefficaces. D'ailleurs la température vespérale n'est que de 37°.8 ; quoi qu'il en soit, l'apparition du souffle cardiaque nous fait soupçonner une endocardite infectieuse.

Le 15, la température matinale est la même ; l'état général s'aggrave encore. La pneumonie ne varie pas ; le souffle cardiaque augmente légèrement. La diarrhée est toujours aussi abondante et mélangée de caillots cruoriques. Les alcooliques, l'opium, sont prescrits à dose plus élevée. Le soir, la température monte à 38°,2.

Le 16 et le 17, accès de fièvre vespérale, très court et très léger, car la température maxima n'est encore que de 38°,2. La diarrhée ne diminue pas, mais l'hémorrhagie tend à s'arrêter.

Le 18, les selles sanguinolentes sont supprimées ; la diarrhée continue. Les signes d'induration pneumonique se modifient. Le souffle est moins rude ; on commence à entendre quelques râles humides ; mais les crachats manquent toujours totalement. Le cœur est régulier et assez énergique ; le souffle systolique persiste. La langue est tout à fait sèche ; la prostration est profonde ; la malade éprouve des douleurs assez vives dans la tête et dans le ventre. — Alcool, opium, nitr. d'argent.

Le 19, au matin, la température est de 37°,4. Le pouls est régulier, mais les vomissements qui avaient cessé depuis trois ou quatre jours ont repris de plus belle ; ce sont des vomissements verts, porracés. La diarrhée a diminué. Les signes stéthoscopiques sont rigoureusement les mêmes, à savoir : souffle pneumonique dans le tiers supérieur du poumon droit, en avant et en arrière, avec quelques râles humides assez fins rappelant les sous-crépitants ou les crépitants de retour. Température du soir 37°,6.

Le 20, dixième jour de la maladie, à compter de l'apparition de la diarrhée, l'abattement, la prostration, la perte complète de toute énergie, la sécheresse de la langue indiquent que la mort est proche. Le pouls cependant est parfaitement régulier et la température n'est que de 37°5. L'auscultation n'a guère varié. On entend seulement de gros râles humides au sommet. Le souffle cardiaque est toujours le même.

La malade meurt dans la nuit.

Autopsie. — L'incision thoracique médiane est poursuivie latéralement sur le côté droit du cou jusqu'à l'angle de la mâchoire. Dans la région sous-maxillaire on retrouve des traces du petit phlegmon qui avait amené la malade à l'hôpital. Cependant, non seulement il n'existe plus trace de pus à ce niveau, mais il est impossible de reconnaître, en dehors de la rougeur plus prononcée de tous les tissus, le moindre vestige de l'adéno-phlegmon dont l'ouverture ne remonte pas au delà de quinze jours.

A l'ouverture de la cavité thoracique, on s'aperçoit que le poumon droit, assez adhérent par places, ne s'affaisse pas et est notablement induré. La coupe de la totalité de l'organe montre le lobe supérieur et le lobe moyen envahis par une hépatisation grise ; cette hépatisation ne dépasse pas la scissure interlobaire inférieure et laisse complètement intact tout le lobe inférieur. La surface de section de la masse hépatisée n'est pas granuleuse ; il ne s'en écoule pas de pus ; enfin quelques lobules ou groupes lobulaires, tant au centre qu'à la périphérie, sont parfaitement limités par leur enveloppe conjonctivo-élastique légèrement épaissie. Par conséquent l'hépatisation dont il s'agit n'est pas celle d'une pneumonie fibrineuse, mais bien d'une broncho-pneumonie pseudo-lobaire catarrhale.

Le cœur est petit, un peu pâle et renferme des caillots cruoriques et fibrineux en abondance. Les artères cardiaques ne sont pas dégénérées. Les valvules ne présentent aucune adhérence entre elles ni avec le myocarde. Mais après avoir soigneusement lavé les deux valves de la mitrale, on constate aux points d'insertion des cordages tendineux, sur le bord libre de la valvule droite, de petites productions rosées, papilliformes, d'un rouge vif, ne dépassant pas un millimètre de hauteur. Nulle part sur toute l'étendue de cette série de végétations disposées sous forme de liseré à l'extrémité des cordages, il n'y a trace d'érosion de l'endocarde ou des végétations elles-mêmes.

Le foie paraît sain ; il renferme un assez gros kyste hydatique uniloculaire dans sa partie moyenne. Enfin le tube digestif, examiné avec soin depuis le cardia jusqu'au rectum, ne présente aucune altération capable d'expliquer les hémorrhagies intestinales. Les plaques de Peyer et les follicules clos ont une coloration à peine rosée, sans dénudation épithéliale, et l'on ne constate sur aucun point l'existence d'infarctus. — La rate et les reins sont d'un rouge cyanique.

Résumons les faits : Une femme de cinquante-cinq ans, à la suite d'une stomatite gangréneuse, superficielle et légère, tombe tout à coup dans un état cachectique des plus graves ; malgré une apyrexie presque absolue, une broncho-pneumonie et une endocardite se déclarent, et la malade succombe au bout de 9 jours. A l'autopsie, on constate l'existence d'un vaste foyer broncho-pneumonique et d'une endocardite végétante des mieux caractérisées.

Une première question était de savoir s'il y avait relation de cause à effet entre la stomatite et la maladie subséquente. L'autopsie démontrant l'endocardite, il fallait s'en tenir à l'hypothèse la plus vraisemblable qui était que l'endocardite, avec ses caractères anatomiques, sa localisation, sa forme végétante, résultait d'une septicémie dont la stomatite gangréneuse avait été le point de départ, ou, si l'on veut, l'occasion.

Pourtant, cette stomatite, au lieu d'être *infectante*, n'avait-elle pas été elle-même la conséquence d'un état général infectieux ? N'était-elle pas une pure et simple localisation anatomo-pathologique, tout comme la broncho-pneumonie qui l'accompagnait? cette supposition mérite à peine qu'on la discute : la stomatite en effet, ainsi que le petit adéno-phlegmon qui en était résulté, avaient presque totalement disparu, quand la cachexie aiguë se déclara. Il faudrait donc admettre qu'une rémission se fût produite dans l'évolution de cette dyscrasie infectieuse. Telle n'est pas la conduite ordinaire de l'endocardite végétante.

En second lieu, on peut se demander quelle signification avait la broncho-pneumonie par rapport à l'endocardite. Celle-ci n'était point ulcéreuse. Les coagulations ventriculaires trouvées à l'autopsie étaient de date récente ; il n'y avait pas, par conséquent, à supposer que ce vaste foyer inflammatoire eût été produit par une obstruction de l'artère pulmonaire. Et puis les caractères anatomiques de la lésion n'avaient aucune analogie avec ceux de l'apoplexie embolique. D'autre part, l'hépatision avait été diagnostiquée avant l'endocardite ; mais peut-être celle-ci existait-elle avant celle-là ? Sur ce point il n'y a que des hypothèses à faire.

Admettons que l'inflammation proliférative des valvules fut contemporaine de la phlegmasie pulmonaire : il n'en reste pas moins cette singularité tout à fait inexplicable de l'apyrexie à peu près absolue constatée pendant toute la durée de cette complication ultime. Assurément il existe des cas d'endocardite infectieuse où la fièvre a manqué depuis le premier jour jusqu'au dernier. Il y a même là une variété clinique que M. Jaccoud a mentionnée un des premiers et le tout premier peut-être. Mais dans notre observation, ne semble-t-il pas qu'il y eût incompatibilité entre l'état d'apyrexie et l'étendue considérable de l'inflammation broncho-pulmonaire ? Le fait est là pourtant.

Enfin, l'intestin qui avait été le siège d'hémorrhagies si abondantes, ne présentait après la mort aucune altération apparente, pas la moindre érosion, pas le plus petit infarctus. L'estomac était aussi sain que l'intestin. Quel avait donc été le mécanisme de l'hémorrhagie ?

Sans doute, puisque les selles sanglantes étaient appa-
rues dans les premiers jours, il s'agissait de cette sorte
d'épistaxis intestinale comme on en voit survenir au début des fièvres essentielles malignes. Le plus souvent, en
pareille circonstance, l'autopsie la plus attentive ne ré-
vèle pas le lieu de passage du sang.

Ainsi, tout démontre que notre malade a succombé à
un état infectieux, caractérisé anatomiquement par deux
grosses lésions, l'une pulmonaire, l'autre cardio-valvulaire. Mais comment appeler cette infection ? Le nom importe peu. Il serait plus intéressant de savoir par quelle
voie le mal a pénétré. On ne peut ici se défendre d'admettre que la stomatite gangréneuse superficielle dont la malade avait été atteinte vingt jours avant sa mort et qui
s'était compliquée d'un petit phlegmon sous-maxillaire,
ait été pour beaucoup dans la pathogénie de cette septicémie. Les chirurgiens savent la gravité des trauma-
tismes de la cavité buccale, en raison des accidents
infectieux consécutifs. Le cas que nous venons de rap-
porter, quoique purement médical, montre la possibilité
d'accidents semblables ou analogues, à la suite de certaines stomatites ; parmi ces accidents, l'endocardite
végétante n'est qu'une lésion d'importance secondaire.
Elle ne fait pas l'infectiosité de la maladie, mais elle la
prouve ; et elle est toujours semblable à elle-même quel
que soit l'agent septique. Il est donc aussi difficile, aussi
impossible de définir la nature d'une infection d'après les
caractères anatomiques de l'endocardite ulcéreuse ou
végétante, que d'après l'hépatisation broncho-pneumonique qui peut, comme cette forme d'endocardite, compliquer la plupart des états infectieux.

OBSERVATION

DE

LOCALISATION CÉRÉBRALE

DANS UN CAS

D'OSTÉITE SYPHILITIQUE DU CRANE

Il y a six ou huit ans, on aurait pu contester la vraie signification de l'observation qu'on va lire. C'était le temps où la Société Anatomique et la Société de Biologie rassemblaient les observations de destructions partielles de l'écorce cérébrale conformes à la doctrine des localisations. Alors on prenait soin, sur les conseils de M. Charcot, d'écarter les cas où des indices d'inflammation aiguë ou subaiguë étaient venus compliquer les phénomènes paralytiques ; et c'est ainsi qu'en moins d'une année, on arrivait à dresser avec quelque précision la topographie des principales localisations motrices des circonvolutions. Aujourd'hui le problème a certainement moins d'intérêt, mais il se renouvelle ; ce qui semblait simple d'abord ne tarde pas à se compliquer. Les perversions de la fonction du langage, les convulsions partielles ou généralisées, certaines localisations comme celles des muscles oculaires ou celles des muscles rotateurs de la tête sont toujours à l'étude, et nécessiteront probablement encore beaucoup de travail et de recherches..

Notre observation est précisément de celles qu'il eût été sage, dans les commencements, de rejeter comme trop complexe ou de réserver pour l'avenir, car elle concerne une lésion *inflammatoire*, par conséquent, en pleine activité. Nous estimons, néanmoins, que la limitation parfaite de cette activité morbide dans un espace restreint et aussi que la nature spéciale de l'irritation permettent de faire une exception à la règle et de considérer le cas comme valable.

Pierre P..., portefeuilliste, âgé de trente ans, est admis à l'hôpital Tenon, salle Bichat, n° 6, le 15 octobre 1884. Ce n'est pas la première fois qu'il vient à l'hôpital. Il y a cinq ans, il a été soigné à Lariboisière pendant six semaines environ, pour un érysipèle de la face. En 1883 il a été reçu à la Pitié dans le service du professour Lasègue, chez qui nous remplissions alors les fonctions de chef de clinique; et il y a passé deux mois pour des accidents presque identiques à ceux qui l'amènent actuellement à l'hôpital Tenon.

Cet homme est de constitution frêle et de pauvre apparence. Il se plaint d'éprouver de violents maux de tête et de « tomber en attaques. » La céphalalgie est survenue pour la première fois en 1880, à la suite de l'érysipèle de la face. Elle n'a pas eu de prodromes; elle s'est déclarée tout d'un coup, telle qu'elle est aujourd'hui; elle n'est pas totale; elle occupe une partie circonscrite de la région crânienne, approximativement la moitié antérieure de l'os pariétal gauche; elle n'est pas continue, mais, chaque jour, elle revient à plusieurs reprises, et à n'importe quelle heure. Le début en est aussi instantané et aussi imprévu que la terminaison. Elle a une durée moyenne d'un quart d'heure. Elle est térébrante et lancinante, et toujours très pénible, et souvent même cruelle. Elle est, au dire du patient, comparable à un enserrement ou à un écrasement dans un étau qui étreindrait la moitié gauche de la tête.

Le malade raconte que, depuis un an et demi, il est

sujet à de violentes attaques de nerfs, sans perte de connaissance. Les attaques dont il s'agit sont donc postérieures en date à la céphalalgie. Les personnes qui y ont assisté ont indiqué à notre malade les faits qui avaient pu lui échapper à lui-même; et comme il est intelligent et que ses accès ne lui font pas perdre de sa conscience, il les décrit d'une façon satisfaisante : Il tombe en poussant un cri; ses yeux se ferment; sa bouche est déviée à droite et s'agite en mouvements saccadés. Le bras droit est secoué avec une certaine raideur. Le visage devient noir et les lèvres écument. La langue est toujours mordue à droite. La durée de l'attaque serait d'un quart d'heure? Cette appréciation est peut-être exagérée. En tout cas le malade appelle cela « sa grande attaque, » car il en a aussi de petites, qui consistent simplement en mouvements convulsifs légers de la moitié droite du visage, et de la langue et du bras droit. Ces petites attaques sont subintrantes presque toujours; il en a compté jusqu'à sept consécutives. Pas plus que les grandes elles ne touchent à l'intelligence, car il entend et retient tout ce qui se dit autour de lui. Après la crise il éprouve dans les membres une lassitude extrême, un brisement douloureux.

Il n'y a dans les faits qui précèdent rien que d'habituel; c'est une infirmité à laquelle le malade s'est patiemment habitué; aussi est-ce pour une autre raison qu'il est entré à l'hôpital. Depuis dix-huit mois il est sujet à des « fluxions » qui occupent la joue droite et qui se terminent quelquefois par un abcès. Actuellement une petite collection purulente s'étend depuis le bord postérieur de la mâchoire jusqu'à la partie moyenne de la joue. Les ganglions sont volumineux et un peu douloureux; la peau, à peine rosée, présente plusieurs cicatrices dans les environs de l'angle du maxillaire. Bref, il est très probable que l'abcès en question est une *sorte* d'adéno-phlegmon analogue aux précédents. Depuis un an, quatre se sont spontanément ouverts sans laisser de trajets fistuleux. Ils ont toujours été, comme celui d'aujourd'hui, tout à fait apyrétiques.

A la région antérieure des cuisses, à la région interne des jambes, près des genoux, on voit trois cicatrices sans caractères spécifiques. Celles des cuisses seraient consécutives, l'une à un furoncle, l'autre à un coup de pierre. L'origine de la dernière est inconnue.

Le malade se plaint encore d'une infirmité désagréable et malpropre qui consiste dans un écoulement continuel de pus ou de liquide purulent dans l'angle interne de l'œil. C'est un véritable larmoiement, intarissable, plus abondant le jour que la nuit, et qui dure depuis plus de quatre ans. Le globe oculaire d'ailleurs est intact, et la vision parfaitement nette. Mais on constate vers l'extrémité externe de l'arcade sourcilière, juste au niveau de l'angle supéro-externe de l'orbite, une dépression très accentuée, et qui résulte évidemment de la disparition, de la fonte partielle de l'apophyse orbitaire de l'os malaire et de la partie correspondante du coronal. A ce niveau la peau ne présente aucune modification de couleur ni de sensibilité. Le travail destructif est exclusivement osseux, et s'accomplit silencieusement. Il a débuté sans phénomènes aigus, dans la convalescence de l'érysipèle, et a été seulement marqué, tout au commencement, par un écoulement de pus très copieux qui se fit par la conjonctive. Il est vraisemblable qu'il se produisit à cette époque une inflammation plus aiguë de la glande lacrymale. Mais, actuellement, le cul de sac conjonctival est indemne; et si, comme il y a lieu de l'admettre, le pus vient de la glande lacrymale ou de sa capsule, il doit suivre les voies d'excrétion des larmes demeurées à peu près saines. L'altération osseuse dont il s'agit est indolente; elle est remarquablement lente dans sa marche envahissante. Elle progresse cependant, petit à petit. Comme on peut le voir sur la figure ci-jointe, et autant qu'il

est permis d'en juger par la palpation, la perte de
substance a détruit environ le tiers externe de l'arcade sourcilière, la moitié supérieure du bord externe de l'orbite, une partie du bord antérieur de la
fosse temporale, et elle gagne, en haut et en arrière,
jusqu'à une distance que l'on ne peut évaluer qu'ap-

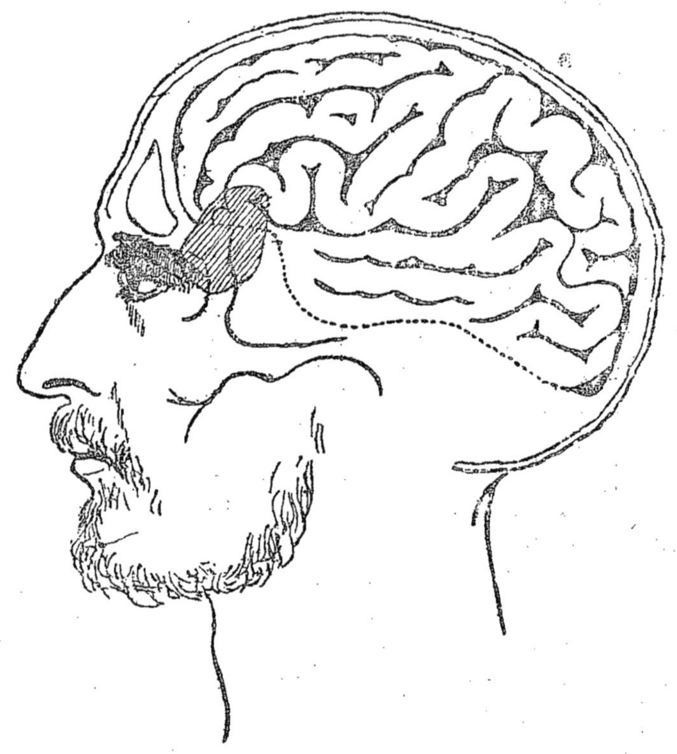

Figure schématique indiquant la position du cerveau, vu par transparenc
à travers la paroi crânienne ; la plaque striée répond exacetement à la
lésion osseuse (d'après Féré).

proximativement en raison de l'épaisseur du muscle
temporal et de son aponévrose : en tout cas elle remonte au moins jusqu'à trois ou quatre centimètres au-
dessus et en arrière de l'angle externe de l'orbite.

Les progrès de cette lésion ont été à peine apprécia-

bles pour le malade, et il semble que les parties osseu-
ses aient fondu comme de la cire, car on ne sent à travers le tégument, aucune crépitation, et jamais il n'y a
eu d'élimination d'esquilles, ni même d'indices que
cette carie ou cette nécrose eussent produit le plus
petit séquestre à éliminer.

A part la céphalalgie, les attaques et la suppuration
orbitaire, le malade a un état de santé général très satis-
faisant. Il dort bien, mange avec appétit et digère faci-
lement. Il ne tousse pas ; l'auscultation de la poitrine et
du cœur ne donne que des renseignements favorables.
Les urines ne renferment pas d'albumine.

Peu de jours après son entrée à l'hôpital, nous eûmes
l'occasion d'assister pendant la visite, à une « grande »
crise. Elle fut bien exactement conforme à ce qui nous
avait été annoncé. C'était un type parfait de petite épi-
lepsie jaksonnienne à début facial avec envahissement
tardif et à peine marqué du bras, et sans participation
du membre inférieur.

Une première question se posait. Quelle était l'origine
ou la nature de la lésion osseuse ? Aucun traumatisme
n'étant intervenu, deux suppositions étaient permises :
la tuberculose et la syphilis. La tuberculose était peu probable. La localisation singulière de l'ostéite, l'indifférence de la conjonctive, l'indifférence encore plus sur-
prenante des méninges, l'absence de lésions pulmo-
naires constatables, l'absence de tout antécédent héré-
ditaire ou personnel, condamnaient ce diagnostic.

La syphilis, quoique non prouvée, était plus admis-
sible. Et cependant, le malade la niait formellement.
Mais il avait aux jambes des cicatrices dont l'origine
était douteuse. Il avait des abcès bizarres au voisinage de l'angle de la mâchoire ; des abcès *froids* qui
s'ouvraient tout seuls, sans réaction inflammatoire et
qui ne laissaient pas après eux de trajets fistuleux. Le
jour même où il entrait à l'hôpital, le malade en avait
un qui commençait à poindre et qui, ponctionné au

bistouri deux jours après, donnait issue à un liquide séro-purulent. En résumé, ce genre d'inflammation, mal déterminée, il est vrai, rappelait à beaucoup d'égards la suppuration de certaines gommes cellulaires d'origine syphilitique. En outre, on pouvait invoquer un précédent très équivoque dans l'histoire pathologique, non pas de notre malade lui-même, mais de sa famille : il a eu onze enfants. Les quatre premiers sont vivants et bien portants ; les sept derniers sont morts, et tous dans les premiers jours qui ont suivi la naissance ! Une syphilis arrivant après le quatrième enfant est la circonstance étiologique qui explique assurément le mieux la mort précoce des sept derniers. Enfin, la preuve pouvait être faite encore par le traitement. Le malade y fut soumis rigoureusement dès son entrée à l'hôpital (frictions mercurielles et iodure de potassium à haute dose), et la guérison s'ensuivit.

La seconde question était de savoir dans quelle mesure la céphalalgie et les crises jaksonniennes étaient imputables à la lésion destructive de la région fronto-orbitaire du crâne. Ici le doute ne nous semblait guère permis. La lésion osseuse datait de quatre ans et demi. Les douleurs étaient venues ensuite, localisées à *la partie antérieure de la moitié gauche* de la tête ; puis les crises s'étaient déclarées et devenaient de plus en plus fréquentes. N'y avait-il donc pas lieu d'admettre une irritation de l'écorce cérébrale par une plaque de méningite chronique sous-jacente à la lésion osseuse ? Cette supposition était d'autant plus plausible que la progression des symptômes avait été parallèle à celle de l'ostéite crânienne. D'ailleurs, celle-ci correspondait assez bien à la *localisation anatomique* des symptômes constatés (partie inférieure et externe du lobe frontal gauche).

La difficulté d'interprétation ne consistait que dans l'appréciation plus délicate des rapports des lésions méningo-encéphaliques avec les phénomènes convulsifs

et paralytiques. Or, l'examen attentif du malade fréquemment renouvelé à partir de son entrée à l'hôpital, ne nous
avait fourni que des renseignements très succincts. Une
des choses dont il se plaignait le plus, était la perte ou
l'affaiblissement de sa mémoire. Ainsi, il avait oublié les
noms de ses meilleurs amis ; il ne se rappelait plus les
rues les plus voisines de la sienne. Et pour tous
symptômes paralytiques ou parésiques, un seul était à
noter, mais qui présentait un intérêt véritable : c'est une
gêne particulière des mouvements de la langue, qui ne
produisait pas de troubles bien marqués de la parole, mais
qui apportait une certaine maladresse dans les mouvements de mastication et de déglutition. Il semblait même
que la moitié droite de la langue fût seule atteinte de
cette paresse fonctionnelle, car le malade se mordait
sans cesse cette moitié-là et se plaignait d'en souffrir.

Après un mois de traitement, les attaques jaksonniennes, qui avaient lieu d'abord quotidiennement,
avaient tellement diminué de fréquence, qu'on pouvait
se demander si la guérison n'était pas aussi complète
qu'on était en droit de l'espérer. Une ou deux crises
survinrent cependant encore ; mais à partir du 10 dé-
cembre, c'est-à-dire deux mois après le début du traitement, les grandes et les petites attaques ne se repro-
duisirent plus ; la céphalalgie elle-même se dissipa et il
ne resta plus qu'une légère lourdeur de tête qui céda
vers la fin de l'année ; si bien que le malade put quitter
l'hôpital, complètement guéri des accidents cérébraux
et de la suppuration sous-maxiliaire pour lesquels il y
était entré. Quant à l'ostéite crânienne, il est probable
que l'amélioration constatée ne présageait pas encore
sa guérison définitive. Le larmoiement purulent avait
beaucoup diminué, mais il persistait : aussi conseil-
lâmes-nous au malade de continuer à prendre pendant
longtemps de l'iodure de potassium et de renouveler de
temps à autre les frictions mercurielles.

L'intérêt principal de cette observation réside évidemment dans la détermination anatomique de la localisation cérébrale que l'examen des parties extérieures permettait d'entrevoir en quelque sorte par transparence, car il ne s'agissait pas ici d'une lésion destructive de l'écorce par un ramollissement embolique ou par tout autre processus d'origine centrale, mais bien d'une altération irritative d'origine périphérique. Autant qu'on en pouvait juger par l'étendue de la dépression crânienne, la pachyméningite provoquée et entretenue par l'inflammation du tissu osseux devait occuper un espace assez restreint du lobe frontal. Sur la figure jointe à l'observation, nous avons représenté la forme extérieure de la lésion crânienne et tracé en pointillé la limite inférieure du cerveau d'après les indications de Féré. On voit que la troisième circonvolution frontale gauche répond à la plaque d'ostéite extérieure dans sa partie moyenne et antérieure. Le pied de la circonvolution est indemne. Nous savons par l'observation qu'un seul phénomène paralytique demeurait en permanence : *la faiblesse et la parésie de la moitié droite de la langue.* Et comme il est constant que le centre des mouvements de la langue est tout au voisinage du pied de la troisième circonvolution frontale, à l'extrémité inférieure de la circonvolution prérolandique, il n'est pas étonnant que le seul phénomène persistant produit par la lésion du frontal et de l'angle externe de l'orbite ait été la parésie, l'inertie relative de la moitié droite de la langue. Mais la lésion cérébrale superficielle dépendante de l'ostéite devait nécessairement se compliquer aussi de méningo-encéphalite rayonnante au pourtour du foyer principal. Ce n'est qu'une hypothèse sans doute, mais d'une probabilité qui équivaut presque à une certitude. Cette irradiation du processus irritatif suscitait des crises convulsives, localisées encore dans une région musculaire très circonscrite. C'est qu'en effet, immédiatement au-dessus du centre des mouvements de la langue, vient celui des mouvements de la face, puis, encore plus loin et plus haut, celui des mouvements du membre supérieur. La crise jaksonnienne à laquelle notre malade était sujet, évoluait précisément dans l'ordre correspondant à ces localisations successives ; et comme le centre des mouvements du membre supérieur était évidemment assez éloigné du foyer de la lésion corticale, les convulsions cloniques du bras n'étaient qu'à peine ébauchées. Enfin, concurremment avec ces phénomènes paralytiques ou convulsifs, les petites défaillances de mémoire observées et signalées par le malade lui-même, indiquaient encore, à défaut d'autre symptôme cérébral, la prédominance du processus irritatif dans la région antérieure du cerveau.

PARIS. — IMP. V. GOUPY ET JOURDAN, RUE DE RENNES, 71.

www.ingramcontent.com/pod-product-compliance
Ingram Content Group UK Ltd.
Pitfield, Milton Keynes, MK11 3LW, UK
UKHW021721130726
13696UKWH00006B/2449